LES DISCOURS

PRONONCÉS

AU CIMETIÈRE MONTPARNASSE

le 31 octobre 1880

JOUR DE L'INAUGURATION DU

MONUMENT

DE

LOUIS ASSELINE

Conserver la couverture

MONUMENT par M. HENRY SINAUD

MÉDAILLON par M. d'ECHÉRAC

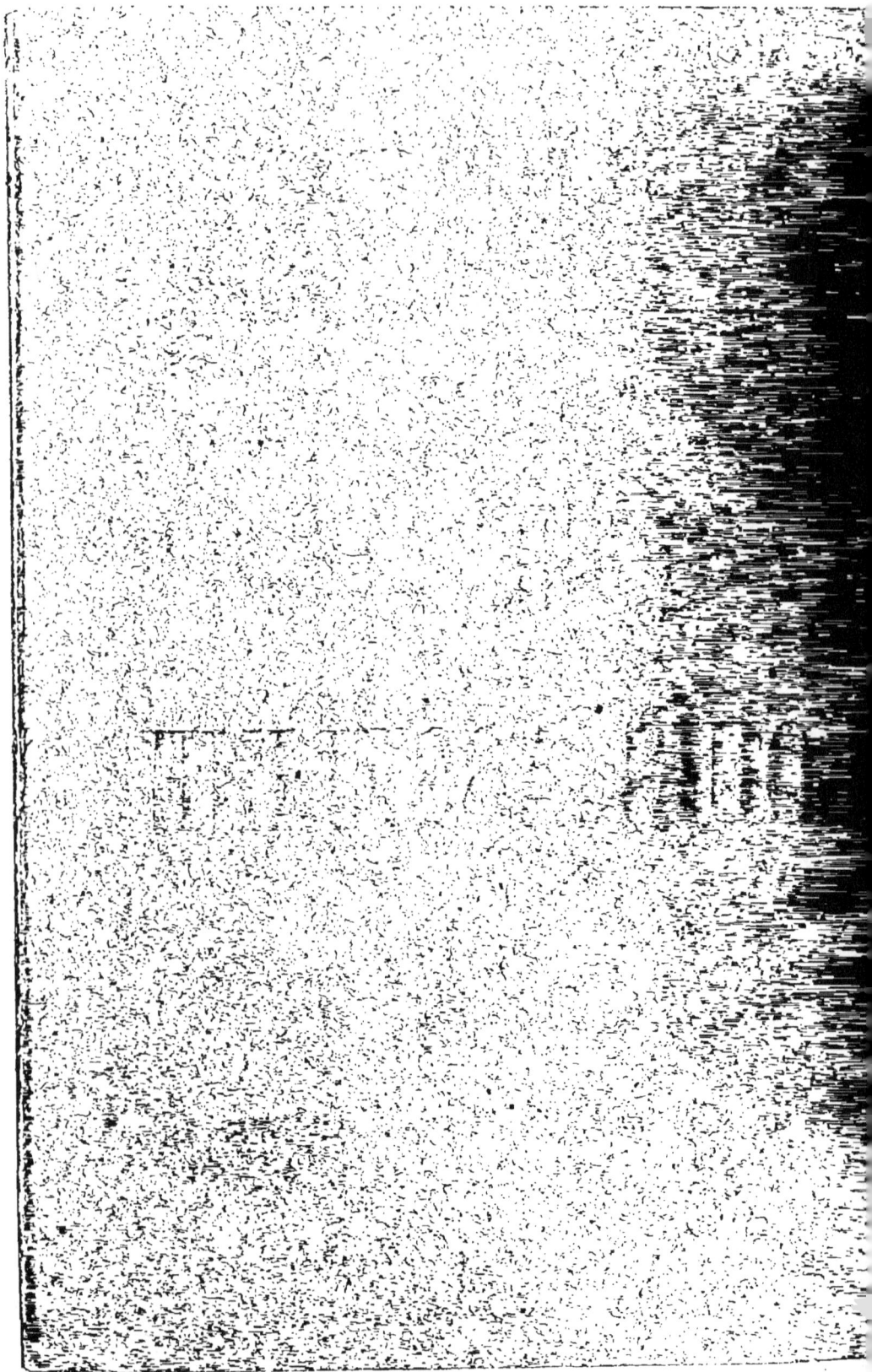

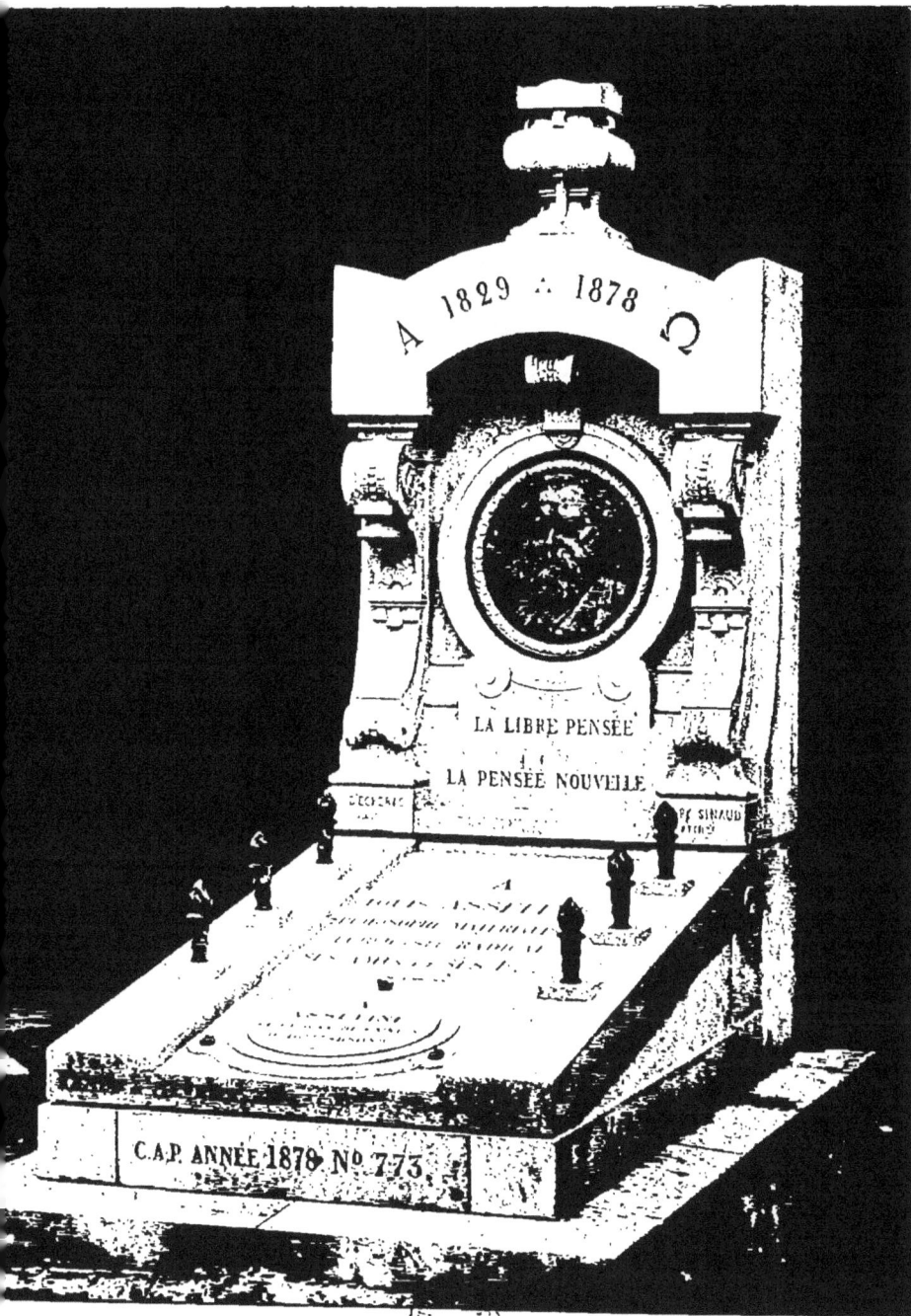

A 1829 ∴ 1878 Ω

LA LIBRE PENSÉE
LA PENSÉE NOUVELLE

C.A.P. ANNÉE 1878 No 773

LES DISCOURS

PRONONCÉS

AU CIMETIÈRE MONTPARNASSE

le 31 octobre 1880

JOUR DE L'INAUGURATION DU

MONUMENT

DE

LOUIS ASSELINE

———————◆———————

MONUMENT par **M. HENRY SINAUD**

MÉDAILLON par **M. d'ECHÉRAC**

DISCOURS de CERNESSON

Messieurs,

Ce n'était pas à moi que devait échoir l'honneur de porter l'expression des sentiments du conseil municipal dans une cérémonie entièrement consacrée à la mémoire de l'homme distingué que nous regrettons tous ; cet honneur revenait de droit à celui qui, pendant de longues années, avait été le confident des pensées, le collaborateur dévoué d'Asseline ; malheureusement, une indisposition fâcheuse vous prive, messieurs, d'entendre notre ami le docteur Thulié.

Qui mieux que lui aurait pu vous parler d'Asseline ? Il vous aurait raconté, dans ce langage élevé dont il a le secret, quelle a été la vie de luttes ardentes et de sacrifices généreux de ce penseur profond, de ce publiciste infatigable et de ce vaillant patriote.

Pour moi, messieurs, auquel il incombe plus spécialement de vous dire le rôle d'Asseline au conseil municipal de Paris, la tâche est difficile, car je n'ai pas eu l'honneur de siéger à ses côtés ; je suis arrivé trop tard pour le voir à l'œuvre, mais son souvenir était encore présent, et j'ai souvent pu entendre mes collègues qui avaient eu le bonheur d'être ses collaborateurs exprimer leurs regrets sincères de son absence et de la détermination qu'il avait prise de ne point solliciter à nouveau le mandat de conseiller municipal.

Pour vous parler d'Asseline, je n'avais donc eu qu'à recueillir des impressions encore fraîches, des souvenirs encore vivants; vous voudrez bien me pardonner si je ne suis qu'un écho affaibli de ce qui a été dit, de ce que j'ai entendu.

Durant les trois années qu'il a passées au conseil, chacun a pu apprécier cette nature loyale et sympathique, cet esprit ouvert à tous les sentiments généreux, à toutes les belles choses de l'intelligence.

Sa très grande érudition appliquée à l'étude des affaires municipales, même les plus simples, imprimait une physionomie particulière aux discussions.

Nos archives conservent de précieux témoignages de son passage aux affaires publiques de la cité. Je rappellerai ses rapports sur l'Assistance publique, sur l'école pratique des hautes études, et par dessus tout l'éloquent rapport qu'il a fait, le 9 décembre 1876, au conseil général de la Seine en faveur de l'amnistie plénière.

Il y apportait cette vive pénétration, cet esprit critique et délicat qui constituent le caractère typique de l'homme, et il savait exprimer sa pensée dans ce style clair et limpide que nous avons tous été à même d'apprécier dans le *Rappel* et dans les autres journaux ou dans les revues périodiques auxquels il a collaboré.

J'allais oublier une époque mémorable de sa vie, mais les organisateurs de l'œuvre que nous inaugurons en ce jour ont pris soin de me le rappeler.

Ce n'est pas sans raison qu'on nous a réunis à la mairie du quatorzième arrondissement pour venir déposer nos hommages sur cette tombe. Asseline a été maire élu de cet arrondissement, qui a été si cruellement éprouvé pendant la période du bombardement, et le magistrat a donné à tous l'exemple du dévouement et de l'abnégation à la patrie.

Son action dans la vie publique, dans la sphère des attributions municipales, aura été trop courte comme son existence elle-même. Il est de ceux dont la perte est sensible pour qui aime le pays.

Au nom du conseil municipal de Paris, je remercie les organisateurs de ce monument d'avoir consacré d'une manière durable le souvenir d'un homme qui a vaillamment combattu pour les droits de la libre pensée et pour la République.

DISCOURS d'André LEFEVRE

Citoyens,

Louis Asseline fut homme d'action et de pensée, il n'a pas séparé l'une de l'autre; ses doctrines ont été la règle de sa conduite; et c'est ce qui fait l'unité de sa vie.

Vous venez d'entendre l'éloge du patriote, du républicain, de l'administrateur.

Il nous faut maintenant étudier le philosophe, l'ardent promoteur du matérialisme scientifique.

Les amis et collaborateurs d'Asseline, on pensé que la meilleure façon d'honorer sa mémoire était d'évoquer devant sa tombe les œuvres qu'il a animées, qu'il anime encore, de son lucide et vigoureux esprit.

Tout ce qui nous reste de lui, à défaut de sa main vaillante, de son cerveau si riche et si actif, vous le voyez inscrit sur ce monument modeste, autour du médaillon où le souvenir a su fixer l'expression même de sa virile physionomie.

Mais que sont quelques mots tracés sur la pierre, que sont-ils dans leur énigmatique brièveté, si de fidèles interprètes n'en dégagent le sens et la portée?

C'est pourquoi nous venons tour à tour commenter notre ligne de ce texte lapidaire.

Tout à l'heure, citoyens, on vous dira les campagnes de notre jeunesse; comment le concours et la direction morale d'Asseline soutinrent des entreprises exposées à toutes les attaques et à toutes les avanies; avec quel regret, après deux années d'une polémique qui ne fut ni sans éclat, ni sans efficacité, il renonçait à la publication de la *Pensée nouvelle*, héritière de cette *Libre Pensée*, tombée au champ d'honneur, à la sixième chambre.

Pour moi, je vous entretiendrai d'une œuvre de sa maturité, œuvre qui devait être le couronnement de sa vie, et qui est bien sienne puisqu'il en a conçu le plan et qu'il nous en a légué l'exécution.

J'ai nommé la *Bibliothèque des sciences contemporaines*.

La philosophie étant la conception des rapports qui se produisent entre l'univers et l'homme, entre l'homme et ses semblables, — elle repose tout entière sur l'accord des sciences, naturelles et historiques.

C'est ainsi que l'ont entendue Démocrite, Aristote, Epicure, Bacon, Descartes, Diderot. Mais, à mesure que s'étendait le champ de la connaissance, s'accroissait aussi la difficulté de l'embrasser dans son expansion indéfinie. Un seul homme n'y pouvait suffire. Chaque savant, de plus en plus, au profit de la science, au détriment de la philosophie, se cantonnait dans une étude particulière, isolée et fermée.

Pour arrêter cette dispersion, Diderot créa l'*Encyclopédie*, où toutes les spécialités concouraient à la conclusion finale, qui est la philosophie même.

Plus que jamais, nous devons nous inspirer de cette grande pensée.

Des sciences nouvelles ont surgi tirant de la terre les témoignages irrécusables des origines humaines, prenant sur le fait la corrélation des forces, exprimant du langage les éléments premiers de la pensée. L'histoire a renversé l'artifice de Bossuet, et les prétentions de la vieille providence au gouvernement des choses. Enfin une doctrine française, singulièrement approfondie par Charles Darwin, la théorie de l'évolution et de la descendance est revenue projeter sa lumière sur la genèse des êtres.

Il importe que ces conquêtes du dix-neuvième siècle deviennent la base de l'éducation nationale, — et je ne parle pas seulement de l'instruction scolaire, j'entends cet enseignement général, qui s'adresse aux hommes, aux femmes, à la totalité du peuple et qui renouvelle l'esprit des temps.

C'est pénétré de cette nécessité qu'Asseline était entré, avec le matérialisme militant, dans une vaste entreprise, interrompue par nos désastres, l'*Encyclopédie générale*.

Recommencer ou continuer était difficile, tant pesait sur les intelligences le désarroi qui a suivi le retour offensif des réactions coalisées.

Au reste, le système alphabétique morcelle la science ; mieux valent, à certains égards, les collections d'ouvrages complets en eux-mêmes et qui viennent tour à tour se classer à leur rang dans la série scientifique. Ces avantages décidèrent Asseline ; avec un infatigable zèle, il triompha de tous les obstacles matériels, convainquit un excellent éditeur, assembla des savants et des écrivains qui à une compétence reconnue joignaient une conviction forte.

Six volumes parus, qu'il ne m'appartient pas de louer, suffisent déjà pour faire apprécier la valeur de la méthode et la vitalité de l'œuvre. Déjà la doctrine apparaît, fondée sur la concordance des certitudes.

Sur quelque ordre de faits qu'on l'interroge, la nature, la réalité, l'expérience, nous crient que l'organisation et la vie sont des états de la substance, des résultantes de combinaisons physico-chimiques, qu'un déterminisme rigoureux éclate dans l'évolution des formes et des évènements ; que les idées morales naissent des relations génésiques et sociales ; que le bonheur compatible avec la brièveté de l'existence individuelle, que la justice enfin n'ont et ne peuvent avoir de sens que sur la terre et pour les êtres vivants. Le ciel, l'au-delà, les religions et les métaphysiques sont des chimères de l'imagination ignorante, chevauchées et surmenées par l'imagination logique, la pire, celle-ci, parce qu'elle apporte à la déraison l'aggravation du raisonnement.

Ainsi, la cohésion des sciences, l'élimination radicale du caprice souverain, de l'autorité surnaturelle, voilà le double but que vise et atteint la Bibliothèque des sciences contemporaines.

Nulle tâche plus urgente, à l'heure où l'avenir lutte pour la vie contre un passé fossile, ramené au jour par nos convulsions douloureuses.

Mais, citoyens, mille indices en présagent les succès.

Depuis dix ans, sans doute, la philosophie, comme la politique, a paru reculer. Pourtant, au moment même où des échappés du moyen âge vouaient la France au Sacré Cœur, ils se sont aperçus que leur triomphe apparent cachait une irrémédiable ruine. Monarchie de droit divin, de compromis et d'aventure; éclectisme bâtard, théocratie et religiosité crouleront ensemble.

La libre pensée, en se propageant, s'était amoindrie, diluée, c'est la loi de la transformation des forces : l'expansion diminue l'intensité. Mais, sourdement, le matérialisme scientifique avait marché, pareil à ces fleuves engloutis qui, soudain, remontent à la lumière, grossis d'affluents souterrains. Il pénétrait les couches profondes de la masse populaire.

Et maintenant que voyons-nous?

Sur divers points du territoire, dans les quartiers les plus vivants de Paris, se forment, se constituent, se relient des sociétés de libre pensée. C'est un réseau qui couvrira la France. Et partout la révolution pacifique, inévitable, incoërcible, écrit sur la première page de ses cahiers : Laïcité dans l'Etat, laïcité dans la science, laïcité dans la vie et dans la mort.

C'était le programme d'Asseline.

La *Bibliothèque* sera un manuel pour tous ceux qui aspirent à ces biens nécessaires.

Elle est aux mains du groupe persévérant

qui, dès 1865, relevait le drapeau de l'Encyclopédie. En son nom, au nom de Louis Asseline, je salue les nouveaux champions de la Libre-Pensée, et je leur recommande la mémoire de leurs aînés.

Nous nous tenons tous, et selon la parole fameuse : nous nous passons le flambeau.

La solidarité n'est pas limitée aux vivants ; elle ranime les morts en réalisant leur pensée. Oui, nous vivons pour prolonger l'existence des morts.

Citoyens,

Que le nom d'Asseline vous soit cher. Répétez avec lui, sur sa tombe : Vive la Libre-Pensée.

Vive la République républicaine !

DISCOURS de Ch. LETOURNEAU

Le 21 octobre 1866 paraissait à Paris le premier numéro d'une petite feuille hebdomadaire, dédaignée de la grande presse, et dont pourtant la naissance était un événement philosophique. Ce petit journal s'appelait *la Libre Pensée*, et c'était la première publication périodique qui eût osé, en France, se proclamer matérialiste, sans réticences et sans ambages. En arborant hardiment la vérité, ce petit journal marquait dans le domaine de la pensée l'aurore d'une ère nouvelle ; il sonnait le glas funèbre de cette métaphysique douceâtre, que professent encore aujourd'hui nombre de penseurs bien élevés, de cette soi-disant philosophie toute faite de lieux communs, étrangère à la science, ayant l'expérience en horreur et qui n'est en définitive que du christianisme dilué.

Aujourd'hui le matérialisme scientifique a conquis son droit de cité, mais alors il fallait quelque audace pour rompre en visière à toute équivoque, pour tirer de l'oubli la forte doctrine d'Epicure et de Lucrèce et la défendre avec les irréfutables arguments de la science moderne. Une demi-douzaine d'écrivains, alors peu ou point connus, n'hésitèrent point à engager une lutte en apparence désespérée. On étouffait dans une atmosphère de mensonge ; ils cassèrent les vitres et se mirent à saper par la base tous les mythes religieux, tous les rêves de vie future, à l'aide desquels on leurre depuis si longtemps les sacrifiés de ce monde.

A la tête de cette poignée de lutteurs, dominés par la plus généreuse des passions, par l'amour de la vérité, était l'homme dont nous honorons aujourd'hui la mémoire, notre cher et toujours regretté Louis Asseline. Jamais plus vaillante plume que la sienne ne fut mise au service de la raison. Sûrement nombre de mes auditeurs se souviennent encore de ces articles si nets, si incisifs, dont chacun était à la fois un modèle de polémique et un acte de virile énergie ; car le cléricalisme avait alors deux bras séculiers : la police et la magistrature impériales. *La Libre Pensée* vécut peu ; c'était un brûlot qui devait sauter ; mais sa courte carrière fut bonne. Quelques semences destinées à germer avaient été jetées dans les esprits. Une notable fraction du public, du vrai, de celui qui pense, avait entendu la vérité, et il ne devait plus l'oublier. Aussi quand, au bout de quelques mois, *la Libre Pensée* étranglée ressuscita sous le nom de *Pensée nouvelle*, pour continuer, deux années encore, son œuvre de propagande, elle rallia immédiatement un noyau, non pas de lecteurs, mais de fidèles, de coreligionnaires, qui n'ont plus abandonné ses rédacteurs.

Dans la *Pensée nouvelle*, comme dans la *Libre-Pensée*, L. Asséline fut au premier rang et ses amis savent ce qu'il lui fallait pour cela d'oubli de soi-même. Certes, on était loin du temps affreux où, à Toulouse, un tribunal imbécile et féroce condamnait pour crime d'athéisme, Vanini, à être brulé vif après avoir eu la langue coupée. Néanmoins, professer le matérialisme en 1866-1867 n'allait pas sans de graves inconvénients. C'était se mettre au banc de toute la société satisfaite et convenable, sans parler des amendes et de la prison toujours suspendues sur la tête de l'ecrivain trop sincère; car le matérialisme était toujours tenu pour une doctrine « abjecte ». Or si l'on veut bien considérer que les petites feuilles mal pensantes, dont nous parlons, non seulement ne payaient pas leurs rédacteurs, mais même recouraient souvent à leur bourse, on appréciera plus justement encore l'abnégation d'Asséline, sur lequel pesaient déjà les lourds fardeaux qui ont si cruellement abrégé sa carrière et qui, journaliste de race, se fermait du coup l'accès de presque tous les journaux.

Mais notre ami n'avait rien de commun avec la moderne école des platoniques admirateurs du progrès, avec tous ces esprits énervés qui trouvent commode de considérer l'évolution des sociétés comme fatale, car cela les dispense d'y mettre la main. Asseline, dont le cœur était aussi ardent que la tête était juste, savait que tout en étant nécessaire, le progrês ne vit que de sacrifices ne marche qu'au prix d'incessants efforts, qu'il est tout pétri de sueur et parfois de sang. Il se mit donc bravement à la besogne sans se soucier de la force apparente de l'ennemi à vaincre. Nous le savons aujourd'hui, le colosse avait des pieds d'argile. Comme l'a dit dans un apologue, l'un des collaborateurs d'Asseline, ces petits journaux materialistes furent le flocon qui sert de noyau à l'avalanche.

La *Libre-Pensée*, la *Pensée-Nouvelle*, l'*Encyclopédie générale*, la *Bibliothèque des Sciences contemporaines*, se succédant et s'engendrant les unes les autres, marquent les étapes d'un mouvement intellectuel que l'on n'arrêtera plus.

De tous les côtés le matérialisme, jadis « abject », trouve des défenseurs ; dans les journaux, dans les livres, dans la littérature, dans la science. Certes, ce n'est pas la victoire encore, mais le triomphe complet du matérialisme scientifique n'est plus qu'une question de temps. Bien des obstacles se dressent toujours devant la vérité ; elle les surmontera, elle est coutumière du fait ; et un jour, pas trop lointain peut-être, elle régnera en souveraine. Ce jour-là bien des réformes seront accomplies, car changer les idées c'est changer les faits, et qu'est-ce que la justice, sinon la forme sociale de la vérité.

Ce jour, nous ne le verrons pas, car nous sommes les ouvriers de la première heure, mais ceux qui le verront devront un sentiment de reconnaissance à l'ami à la mémoire duquel nous rendons hommage, à Louis Asseline, qui fut vraiment un être d'élite; car il unissait à une pénétrante intelligence, toute éprise de vérité, un cœur généreux, que blessaient toutes les injustices.

DISCOURS du docteur COUDEREAU

Citoyens, après les discours que vous venez d'entendre, je n'ai plus à vous entretenir de l'homme au cœur généreux, de l'écrivain distingué, du philosophe aux vues larges, de l'homme politique dont les convictions républicaines n'ont jamais failli, et que, d'ailleurs, vous avez connu et apprécié.

Je viens rendre un suprême hommage à L. Asseline au nom de la Société d'autopsie mutuelle.

Matérialiste honnête et convaincu, Louis Asseline était de ceux qui ne manquèrent jamais de mettre les actes de leur vie publique ou privée en harmonie avec leurs convictions philosophiques.

Depuis 1866, il fut un des membres les plus actifs du groupe qui, dans la *Libre Pensée* et la *Pensée nouvelle*, avait lutté pour le triomphe de la doctrine matérialiste et qui depuis, sous des formes nouvelles, continua la lutte sans repos.

L. Asseline avait reçu dans sa jeunesse une éducation presque exclusivement littéraire.

Mais son esprit avide de vérités démontrées se tourna depuis vers la science. Il comprit que les sciences naturelles, que l'observation et l'expérimentation scientifiques peuvent seules fournir un terrain assez solide, une base assez large pour édifier la philosophie de l'avenir. Il aimait surtout l'anthropologie à cause du parti que la philosophie scientifique peut tirer de sa méthode et des déductions psychologiques qui s'en dégagent.

Les études crâniologiques et cérébroscopiques qui s'y rattachent, si nécessaires aux progrès intellectuels de l'humanité, n'allaient pas assez vite à son gré. Il entrevit dans la généralisation de la pratique des autopsies une source précieuse d'observations profitables à la fois à la psychologie et à l'hygiène générale. Il pensait que, dans l'intérêt de la santé publique et pour éviter la transmission et le développement des maladies héréditaires qui compromettent si gravement les générations à venir, il est utile qu'après les recherches médicales, un procès-verbal en soit remis à la famille pour être conservé et communiqué en temps utile aux médecins.

L'utilité à ce point de vue ne fait doute pour aucun membre du corps médical.

Au point de vue scientifique, notre ami était persuadé — personne n'en doute plus guère aujourd'hui, — que l'avenir intellectuel de l'humanité dépend entièrement des notions plus ou moins exactes qu'on possède sur les fonctions cérébrales et sur les localisations des diverses facultés.

L'étude des localisations est assez avancée en

ce qui concerne les mouvements et les appareils des sens spéciaux. Mais nous ne possédons jusqu'ici, que des notions bien imparfaites sur les fonctions psychiques de l'encéphale, et elles sont le résultat exclusif d'autopsies, qui ont permis de rattacher la perte de telle fonction donnée à la lésion de telle partie du cerveau, grâce à l'observation du rapport constant qu'elles présentaient entre elles, Broca a pu déterminer de cette façon que la Faculté du langage articulé siège dans la troisième circonvolution frontale gauche. Dans le champ psychologique le reste à peu près est à découvrir.

L'anthropologie nous apprend encore qu'à un plus ample développement du cerveau correspond une plus belle intelligence, que la culture intellectuelle développe le cerveau, et presque exclusivement ses lobes antérieurs. C'est donc cette partie de l'encéphale que nous devons considérer comme l'organe de l'intelligence.

Des autopsies pratiquées sur un certain nombre d'hommes célèbres nous fournissent des chiffres à l'appui de ce qui précède :

	Grammes.
Le cerveau de lord Byron pesait	2.238
Celui de Cromwell.......................	2.231
Celui de Cuvier........................	1.829
Ceux de trois professeurs de l'Université de Gœttingue pesaient :	
Celui de Dirichlet................	1.520
— Fuchs	1.499
— Gauss................	1.492
Celui de notre grand Dupuytren pesait..	1.436
Le poids moyen, d'après Broca, est de...	1:403

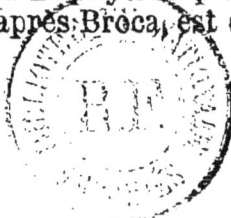

Un homme de notre race dont le cerveau ne pèse pas au moins 900 grammes est nécessairement un idiot.

A la fin du siècle dernier, Gall et Spurzheim tentèrent d'établir une doctrine phrénologique, mais ils manquaient de bases anatomo-physiologiques suffisantes.

Depuis l'ère phrénologique, l'anatomie normale du cerveau a été mieux étudiée ; les organes sont mieux connus, et nous avons pour nous guider dans l'étude et la délimitation des facultés, et dans la recherche des localisations, l'analyse psychologique morbide que l'observation anatomo-pathologique permet de rattacher à son lieu de production.

Grâce à la Société d'autopsie mutuelle, il y aura un contrôle. Elle permettra de rapprocher des données fournies par la pathologie l'observation du développement plus ou moins parfait des mêmes régions cérébrales chez des hommes dont on connaît le caractère, les œuvres, les aptitudes.

Seulement, des préjugés nombreux, nés des religions ou de la sentimentalité, se sont opposés jusqu'ici à l'extension de cette pratique féconde. Nous avons pensé que le meilleur moyen de les vaincre était de donner l'exemple, et nous avons constitué, entre nous, la *Société d'autopsie mutuelle*, et chacun de nous lègue par testament aux survivants le soin et le devoir d'étudier ce qui, dans sa dépouille, peut être utilisé au profit de l'idée scientifique qu'il a poursuivie pendant sa vie.

Des adhérents nombreux ont compris tout le bien que peut réaliser pour l'humanité et pour la science une société fondée sur de telles bases, et se sont unis à nous. Déjà des sociétés analogues sont en voie de formation, en Suisse notamment.

Un mot en terminant sur l'autopsie de notre ami : comme Assézat (un autre fondateur de la Société d'autopsie), Asseline était atteint d'une dégénérescence graisseuse du cœur.

Un soir, il rentrait chez lui, parlait gaiement à sa femme. Au milieu d'une phrase qui resta inachevée, il pousse un cri déchirant, s'affaisse... Asseline était mort.

Il laissait une place difficile à remplir dans la collaboration commune, un vide impossible à combler dans l'amitié de ses collaborateurs.

L'autopsie fut pratiquée sous la direction de notre regretté collègue Broca qui l'a suivi de trop près dans la tombe et qui a laissé, lui aussi, son cerveau à la science.

Le cerveau d'Asseline pesait 1468 grammes, 24 grammes de moins que celui de Gauss ; 32 grammes de plus que celui de Dupuytren ;

« Ce n'est pas un cerveau fin, dit Broca, dès que le crâne fut ouvert, les circonvolutions en sont épaisses et presque grossières. » Mais les sillons et les scissures sont très profonds, les circonvolutions présentent des méandres très prononcés.

Le lobe frontal est excessivement développé, l'occipital l'est moins, et le lobe pariétal offre des proportions très réduites. — Le cerveau intelligent avait acaparé l'espace.

La scissure occipitale est complète, grâce au retrait en profondeur des plis de passage occipito-pariétaux, de manière à simuler une disposition que, chez les singes, on nomme la calotte, et que Gratiolet considérait comme un caractère d'infériorité.

Or, Asseline, cette nature d'élite, était d'une intelligence rare et distinguée, d'une finesse exquise, d'une érudition profonde ; il était bon jusqu'à la tendresse.

L'état actuel de la science ne nous permet pas de nous prononcer sur la valeur de ces caractères anatomiques. Toute théorie serait aujourd'hui prématurée. Que tous ceux que ces questions intéressent apportent leur contingent. Accumulons les matériaux.

Louis Asseline, quand il léguait son cerveau au laboratoire d'anthropologie, savait bien que les observations dont il serait l'objet ne profiteraient qu'à un avenir encore éloigné. Mais il avait un but : pousser ses contemporains dans la voie du progrès, et donner l'exemple. Prêtons l'oreille à sa voix d'outre-tombe et rendons hommage à Louis Asseline pour son bon et noble caractère, pour son dévouement à la science et à l'humanité.

Je viens le saluer une dernière fois au nom de la Société d'autopsie mutuelle et lui payer le juste tribut qu'on doit à tous ceux qui, croyant n'avoir jamais assez fait pour les autres pendant leur vie, ont encore l'ambition désintéressée de se rendre utiles après leur mort.

DISCOURS de E. VERON

L'intelligence d'Asseline embrassait tous les domaines. Rien ne lui était étranger de ce qui pouvait concourir au développement de la civilisation.

Ses études lui avaient appris que le progrès est la loi suprême de l'activité humaine, et la générosité de sa nature, vivement émue des misères qu'engendre l'ignorance, avait fait de la diffusion de la science sa préoccupation constante.

Il était d'ailleurs d'une génération à qui l'empire avait rudement démontré la nécessité de cet effort. Il avait vu, après le crime du Deux Décembre, la population presque entière courbée par l'ignorance autant que par la crainte sous la honte du coup d'Etat. Ces plébiscites ignominieux étaient pour lui une douleur persistante, dont sa mémoire ne pouvait se détacher.

Là est l'explication, la pensée maîtresse de son existence.

C'est pour cela qu'il s'est fait journaliste.

Il était, du reste, admirablement préparé par

la variété de ses connaissances, par la multi-
plicité de ses aptitudes intellectuelles et par
son extraordinaire puissance du travail.

Il excellait à prendre les questions par leurs
côtés essentiels, à classer les idées, à les en-
chaîner dans l'ordre le plus logique, à les présenter sous leur jour le plus clair, à les résu-
mer en quelques traits accessibles à tous. Il savait discuter, chose rare. Ajoutez à cela la fa-
cilité du style, l'élégance, le mouvement, le re-
lief, l'ironie, et une chaleur persuasive, qui ré-
sultait de la sincérité de ses convictions. On
sentait en le lisant qu'on était en face d'un
homme qui n'écrivait que pour dire quelque
chose, et l'on avait confiance, parce qu'il croyait
ce qu'il disait.

Nul enfin n'était mieux armé pour cette
grande fonction du journaliste dont il avait
une si haute et si juste idée.

Malheureusement il était arrivé à l'âge
d'homme en un temps où le plus sûr moyen de
ne pas réussir dans le journalisme était d'en
avoir la véritable vocation, où il n'y avait
guère de succès que pour les talents, dont la
souplesse, servie par des convictions médiocres,
cherchait surtout des jouissances d'amour-pro-
pre dans une guerre d'épigrammes et de com-
mérages.

Asseline n'avait que du dédain pour ce journalisme de salon qui avait réduit la discussion
politique à un art d'amusement, et dont l'oppo-
sition se bornait à des jeux d'esprit, comme à
l'Académie française. Son indignation toujours
bouillonnante ne lui permettait pas de se jouer
à ces surfaces. Il regardait comme un devoir

d'honneur de traiter sérieusement les choses sérieuses.

Ne voulant pas faire la petite guerre et ne trouvant pas de journaux qui voulussent faire la grande, il essaya de porter la lutte sur un autre terrain. Il entreprit de saper les fondements du despotisme en attaquant les traditions et les doctrines qui l'avaient rendu possible, et qui constituaient son véritable point d'appui. Avec son ami Coudereau. il fonda une revue philosophique, la *Libre Pensée*, dans l'espoir de constituer un groupe de penseurs, qui, après s'être reconnus et entendus sur le terrain scientifique, pourraient peut-être s'organiser pour une action plus directe.

La *Libre Pensée* fut supprimée au bout de quelques mois. La *Pensée nouvelle* qu'on lui substitua vécut un peu plus longtemps.

Dès lors Asseline et ses amis étaient signalés aux gens de la police impériale, mais Asseline n'etait pas homme à se décourager.

La presse des départements n'avait alors d'autres sources d'informations que les agences officieuses, dont les complaisances expliquaient la durée, ou des correspondances particulières mal renseignées et très coûteuses.

Asseline fonda une correspondance qu'il intitula *Libérale*, ne pouvant la dire *Républicaine*.

Elle était admirablement faite, bien informée, résumée avec ce talent qui lui était propre; aussi eut-il bientôt conquis une place considérable dans la presse de province, et il exerça sur elle, par la véracité de ses renseîgnements et par la manière de les présenter, une action d'autant plus décisive, que la plupart des journaux qui la subissaient ne s'en rendaient pas un compte bien exact.

En même temps, comme il était infatigable, il envoyait des correspondances littéraires à la *Gironde* et à la *France républicaine* de Lyon. Chacune de ces lettres était un chef-d'œuvre de l'impidité et d'élégance. Personne mieux qu'Asseline ne savait exprimer le suc d'un livre, mettre le doigt sur la qualité maîtresse. C'est peut-être en lisant ces correspondances, écrites au courant de la plume, après une lecture rapide, qu'on sent le mieux tout ce qu'il y avait de grâce native dans ce style qui disait toujours ce qu'il voulait dire, sans effort comme sans prétention; tout ce qu'il y avait de pénétration et de puissance dans cet esprit pour marquer du premier coup le point précis d'où découlaient les développements les plus compliqués, et pour les ramener aux faits essentiels.

Quand l'empire se fut effondré sous le poids de son imbécilité, on put croire que la carrière allait enfin s'ouvrir devant Asseline. La République sans les républicains le traita comme l'avait traité l'empire. Le *Radical* qu'il rédigea quelque temps fut supprimé à Paris ainsi que la *France républicaine* à Lyon, et il se rencontra jusque parmi les républicains de puissantes influences qui ne dédaignèrent pas de s'employer à servir la réaction en battant en brèche la *Correspondance libérale.*

Cependant les conspirations monarchiques avaient échoué; la situation devenait meilleure. Il s'était enfin rencontré un journal, *le Rap-*

pel, qui avait osé donner l'hospitalité à ce républicain suspect de trop aimer la République.
Il était d'ailleurs manifeste que le développement de l'esprit démocratique, si longtemps
tenu en échec par la réaction, allait bientôt se
déclarer par la création de feuilles nouvelles et
plus accentuées qui se feraient un honneur de
la collaboration d'Asseline. L'avenir qu'il avait
rêvé allait enfin s'ouvrir devant lui. Il touchait
au but.

C'est à ce moment qu'il est mort, frappé
comme d'un coup de foudre.

La République a perdu ce jour là un de ses
serviteurs les plus dévoués et les plus utiles.

DISCOURS de Paul CHAMPOUDRY

Citoyens,

Après les éloquentes paroles prononcées par des hommes autorisés, je ne veux pas faire de discours, mais accomplir un devoir le plus simplement possible.

Je viens au nom du conseil du cercle républicain du quatorzième arrondissement, offrir une couronne à Asseline, comme un suprême hommage au philosophe éminent, au citoyen intègre, au républicain radical !

J'ai été choisi pour cette mission, en ma qualité d'ancien membre du comité électoral d'Asseline, car je suis de ceux qui pensaiens, en dépit des Bazile et des politiciens, qu'Asseline devait entrer au parlement pour y être l'un des porte-drapeaux de la République réelle, de la démocratie radicale.

Asseline ! nous t'offrons ces fleurs d'immortelle, non comme l'emblême de l'immortalité de l'âme, car tu n'y croyais pas et nous n'y croyons pas non plus; mais comme le symbole de l'éternité de ton souvenir parmi tes amis.

DISCOURS de PICARD

C'est pour exprimer nos douloureux regrets, pour déplorer la perte cruelle de notre F.·. Louis Asseline, que nous venons de prononcer quelques mots auprès de la tombe de cet homme de bien, travailleur éminent et infatigable, dont tous les éloges sont impuissants à indiquer les mérites.

L'immensité de la perte ne peut être comblée par l'étendue des regrets : ce n'est point là une douleur que le temps efface ou atténue, car, à chaque moment, elle se fait plus vivement sentir et s'impose à ceux qui l'ont connu et vu à l'œuvre, *ainsi qu'à tout citoyen;* puisque la cause que défendait Louis Asseline, avec son talent, sa science, ses connaissances si profondes, si étendues et si variées, toujours et fraternellement mises au service de tous, était la cause et les droits de l'humanité. La franc-maç.·. et les f.·. m.·. auxquels rien n'a été révélé ont pour but la recherche de la vérité ; — la liberté, la libre discussion, le travail et l'étude sont les moyens d'action, et, Louis Asseline, l'ennemi de la paresse, des supersti-

tions et de l'ignorance devait être franc-maçon.
— Il voulait la lumière partout et toujours, et nous l'approuvons, et nous l'aidions de toutes nos forces à la répandre parce qu'elle est le plus souverain bien et qu'elle seule, éclairant les ténèbres, détruira les ténébreux mystères accumulés à dessein pour arrêter, pour entraver la marche de l'esprit humain vers le progrès, vers le progrès, vers la vérité, — essence peu exploitable.

Asseline, mon cher et très regretté f.·., je dois aussi t'exprimer notre reconnaissance; — car, si ton corps repose ici, ton esprit est avec nous; — la mort n'a pu tout nous enlever et tu existes encore pour nous, qui suivons la voie où nous te retrouverons à chaque pas, le but de ta vie étant celui de nos aspirations.

Comme toi aussi, ch.·. f.·., nous sommes voués à l'exécration et aux flammes éternelles par les évangéliques paroles, les actes, les écrits et les pieux désirs des representants autorisés d'une religion d'amour, de concorde et de charité; mais, pas plus que toi, ch.·. f.·. Asseline, le dévorant enfer, cette conception irraisonnable et ridicule ne nous préoccupe :
— Créer le mal pour se donner le divin et suprême plaisir de construire un enfer, quand on n'avait qu'à vouloir la perfection et le bonheur, peut être du ressort des consumants et célestes espoirs; mais, ni toi ni aucun de nous n'est capable d'un si absurde et si horrible soi-disant bienfait.

Homme, nous t'aimions et te vénérions; — guide et flambeau, nous avons pour toi, tr∴ ch∴ f∴ Louis Asseline, le culte qu'une saine raison rend aux précurseurs de l'émancipation et de la délivrance de l'*humanité*.

Louis Asseline, mon f∴, au nom de tous et au nom de notre devise : liberté, égalité, fraternité, — je te salue.

LA JUSTICE

Journal Politique Quotidien

—

DIRECTEUR POLITIQUE

G. CLÉMENCEAU

—

RÉDACTEUR EN CHEF

CAMILLE PELLETAN

—

PRIX D'ABONNEMENT

PARIS		DEPARTEMENTS	
3 mois..........	10 fr.	3 mois..........	12
6 mois..........	20 »	6 mois..........	24
Un an	40 »	Un an	48

—

Bureaux : 10, Faubourg Montmartre

92

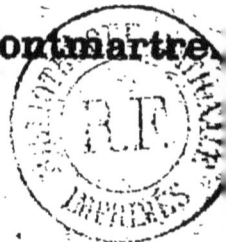

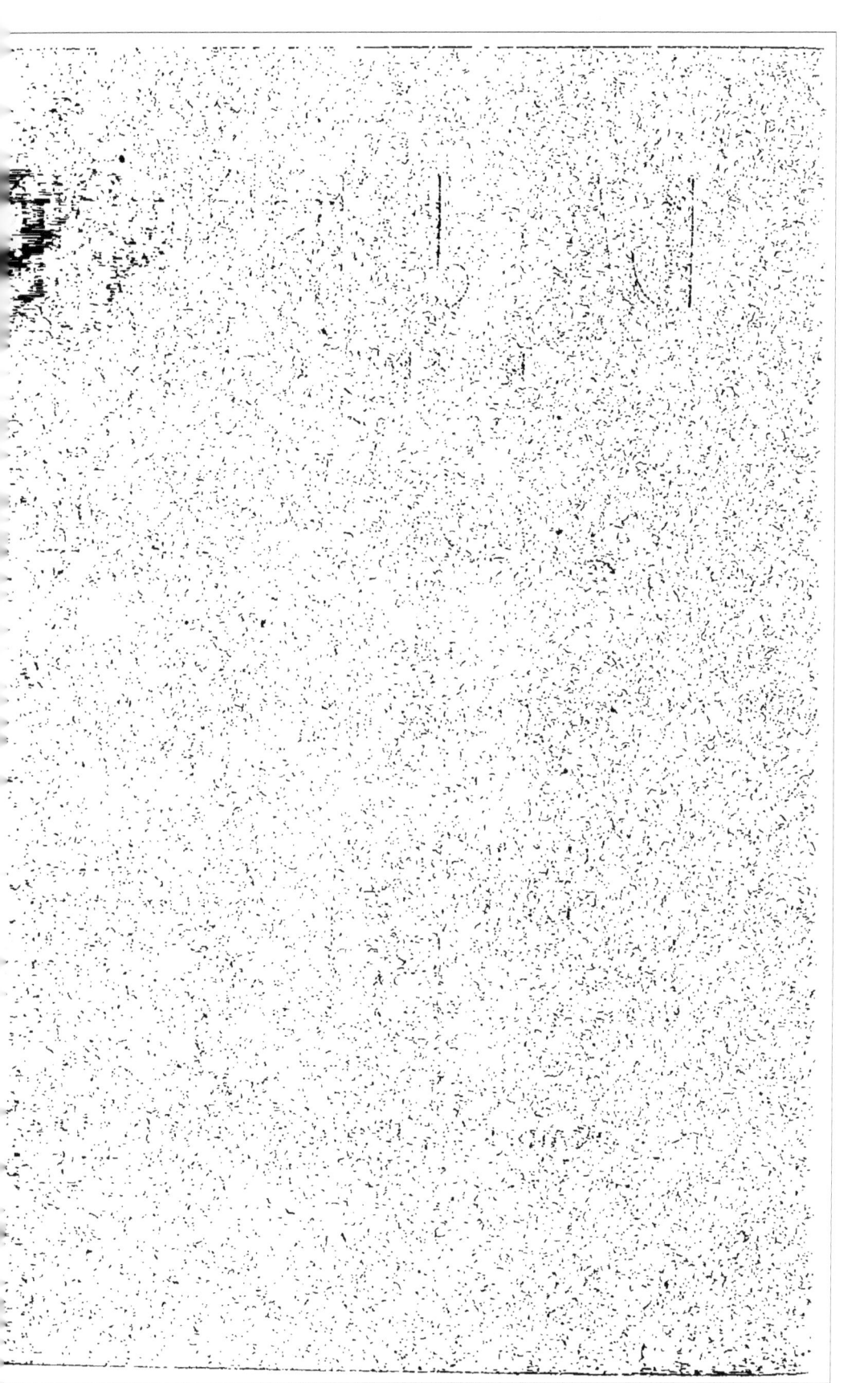

LA JUSTIC[E]

Journal Politique Quotidien

DIRECTEUR POLITIQUE

G. CLÉMENCEAU

RÉDACTEUR EN CHEF

CAMILLE PELLETAN

PRIX D'ABONNEMENT

PARIS		DEPARTEMENTS	
3 mois	10 fr.	3 mois	12
6 mois	20 »	6 mois	24
Un an	40 »	Un an	4

Bureaux : 10, Faubourg Montmartre